AF312318

Paris. — Imprimerie Lange Lévy, 16, rue du Croissant.

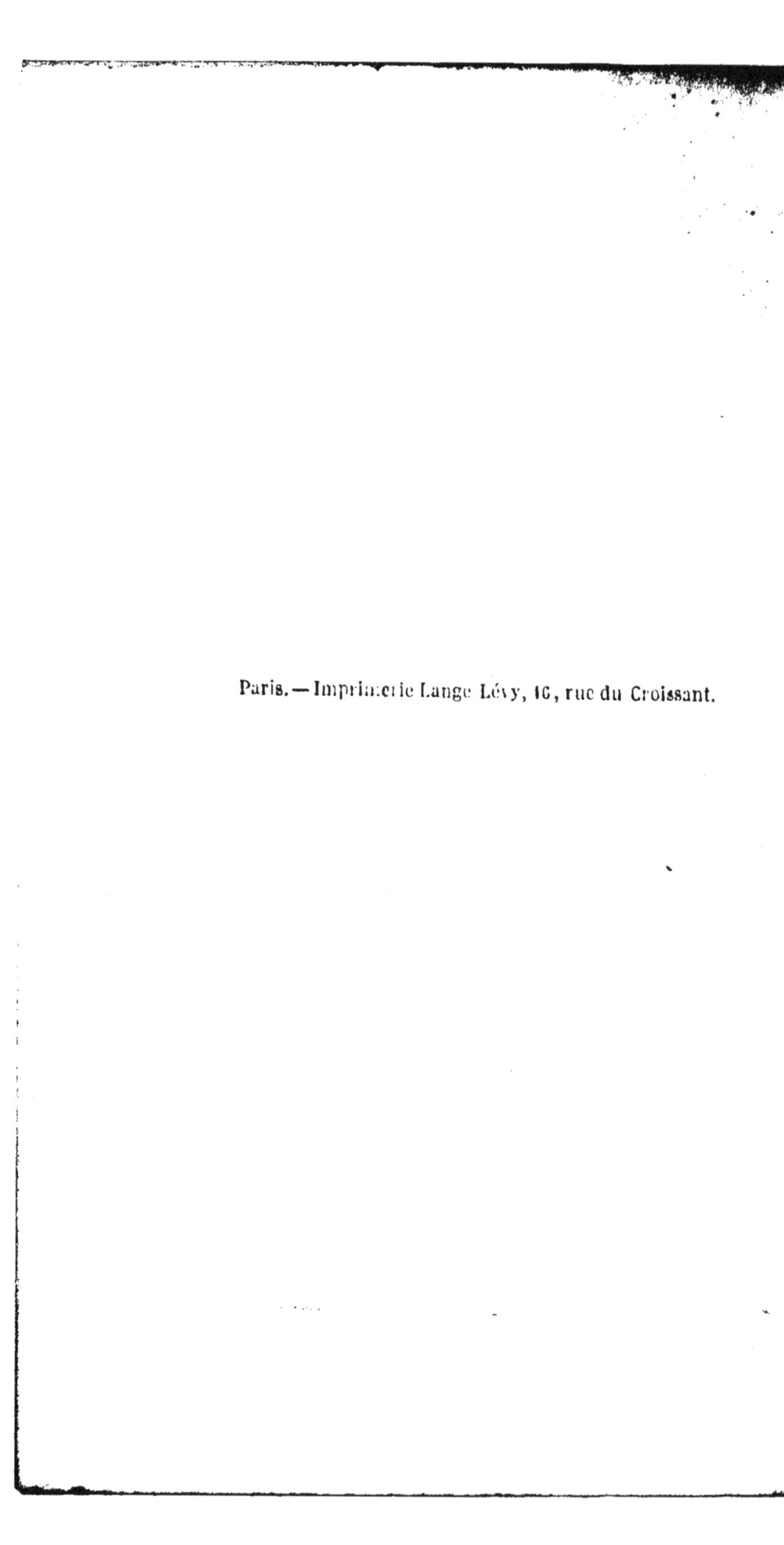

SUR

L'EMPLOI DES CONTREPOISONS

ET SUR LES

SECOURS A DONNER AUX EMPOISONNÉS

PAR L. TAILLEFER,

Docteur en Médecine.

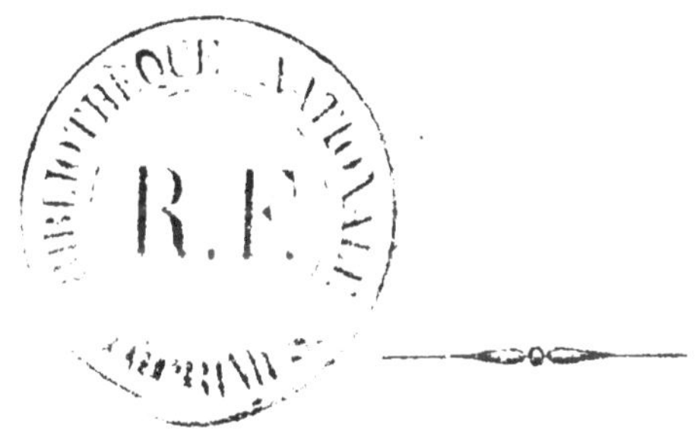

—◦◦—

PARIS

CHEZ L'AUTEUR, PLACE DU MARCHÉ SAINT-HONORÉ, 26.
1851

AVANT-PROPOS.

— —

Je ne connais aucun *document populaire* sur les premiers secours à donner aux empoisonnés ; il serait bien à souhaiter, cependant, que chacun fût en état de soigner les victimes de ces terribles accidents avant l'arrivée du médecin.

La science possède des antidotes précieux, s'ils sont administrés à temps, c'est-à-dire aussitôt après l'ingestion du poison.

Puisque le moindre retard peut être cause de l'insuccès de tous les efforts du médecin, il nous a semblé utile, *en l'absence de ce document*, de publier une courte instruction pour tous ceux qui désirent connaître les moyens que l'on doit employer dans les cas d'empoisonnement. *Homines ad Deos nullâ re proprius accedunt quam salutem hominibus dando.* (Cicér., *Orat. pro Ligar.*)

PREMIÈRE PARTIE

DES EMPOISONNEMENTS EN GÉNÉRAL.

IMPORTANCE DU SUJET.

S'il est un point de la médecine sur lequel les personnes étrangères à cette science doivent posséder quelques notions, c'est sans contredit celui qui a trait aux empoisonnements. L'extrême fréquence de ces accidents, la manière imprévue dont ils surviennent, l'utilité de donner de bonne heure les premiers soins et la facilité de les administrer, tels sont les motifs qui nous engagent à accorder à cette question un certain développement.

CE QU'ON ENTEND PAR POISON ET PAR EMPOISONNEMENT.

Parmi les produits de la nature, parmi les préparations de l'art, il en est qui, appliqués au corps de l'homme, à faibles doses, suivant un mode et dans des conditions que nous aurons à indiquer, déterminent des lésions variées, des altérations matérielles plus ou moins graves, quelquefois rapidement mortelles ; on les a désignées sous le nom de poisons. L'ensemble des phénomènes morbides, des symptômes par lesquels se traduisent au dehors les effets propres à chaque poison, a reçu le nom d'empoisonnement.

COMMENT ON DISTINGUE UN EMPOISONNEMENT D'UNE MALADIE ORDINAIRE.

Les empoisonnements se reconnaissent, en général, à des signes caractéristiques dont il sera fait mention pour chacun d'eux ; en attendant nous ferons remarquer que les moyens de les distinguer des maladies ordinaires se trouvent principalement dans les circonstances dont ils ont été précédés, dans leur invasion brusque et dans la rapidité de leur marche.

DEUX ÉPOQUES A DISTINGUER DANS LE TRAITEMENT.

Il est deux circonstances dont il importe de tenir un compte sérieux dans le traitement des empoisonnements. Il peut arriver, en effet, ou bien que le poison vienne d'être avalé et se trouve encore contenu dans l'estomac, ou bien qu'un intervalle de temps assez long se soit écoulé depuis le moment de l'ingestion, qu'il y ait eu des selles et des vomissements répétés, que tout enfin permette de soupçonner l'expulsion complète de la matière vénéneuse.

Dans le premier cas, on s'empressera de faire vomir le malade; dans ce but on lui donnera deux ou trois verres d'eau tiède, on aura soin de le tenir assis, le corps penché en avant; on facilitera les vomissements en titillant la luette avec les barbes d'une plume, ou en introduisant les doigts dans l'arrière-bouche. Enfin, on aidera les contractions de l'estomac en exerçant une légère pression sur l'épigastre.

Il ne suffira pas de faire sortir ainsi le poison, dans un grand nombre de circonstances il faudra, autant que possible, neutraliser son action au moyen de certaines substances dont nous aurons occasion de parler, substances que l'on connaît sous les noms de contrepoisons, d'antidotes.

Remarquons ici, comme le fait judicieusement observer notre savant ami, M. le professeur Piorry, que : « Les moyens les plus simples, ceux qui sont entre les mains de tous, ceux qui coûtent le moins d'embarras, sont, dans les empoisonnements, les plus efficaces et les plus convenables. »

Nous n'en dirons pas autant dans le second cas que nous avons supposé, dans celui où le poison, introduit depuis un certain temps dans l'économie, n'a été rejeté au dehors que par les efforts opiniâtres de la nature. Presque toujours alors il a eu le temps d'agir et de provoquer des désordres tellement graves, tellement complexes, que l'intervention immédiate du médecin est indispensable pour arracher le malade aux chances d'une mort certaine. Ajoutez que cette intervention n'est pas moins nécessaire dans la plupart des cas où les soins que nous avons conseillés ont été donnés avec intelligence. On a pu prévenir ainsi des désordres mortels ; on n'a pas empêché le développement d'accidents morbides qui rentrent dans le domaine des maladies ordinaires, et qui, abandonnés à eux-mêmes ou soumis à un traitement vicieux et incomplet, peuvent avoir une terminaison funeste.

DEUXIÈME PARTIE

DES EMPOISONNEMENTS EN PARTICULIER

EMPOISONNEMENT PAR LES MOULES.

On a remarqué qu'à certaines époques de l'année les moules déterminent souvent un empoisonnement véritable, même lorsqu'elles sont prises en petite quantité et dans l'état de conservation le plus parfait.

Nous ne rechercherons point la cause de ce phénomène, elle a été diversement appréciée ; ce qu'il y a de certain, c'est qu'au bout d'un temps plus ou moins long, au milieu de la santé la plus parfaite, il survient un malaise général : le ventre est douloureux, il y a des nausées et quelquefois des vomissements, la respiration devient difficile, la face se gonfle, une éruption particulière qui s'accompagne de vives déman-

geaisons envahit toute la surface de la peau..
Tous ces accidents peuvent s'aggraver : un délire qui augmente à chaque instant, des sueurs froides annoncent une mort certaine.

Lorsque les symptômes d'empoisonnement sont peu marqués, lorsque l'état du malade ne présente rien d'alarmant, on peut espérer de remédier à son indisposition sans le secours du médecin. Dans tous les cas on s'empressera de provoquer les vomissements par les moyens que nous avons indiqués; de temps en temps on donnera un morceau de sucre que l'on arrosera avec dix ou douze gouttes d'éther ; on fera prendre pour boisson de l'eau légèrement vinaigrée.

EMPOISONNEMENT PAR LES CHAMPIGNONS.

Les seuls caractères certains à l'aide desquels on puisse distinguer les champignons vénéneux des cnampignons non vénéneux sont des caractères botaniques dont la connaissance suppose une étude approfondie de la science des végétaux ; tous les autres, c'est-à-dire ceux qui sont tirés de la forme, de l'odeur, de la consistance, de la couleur et de la saveur, peuvent devenir la source des plus fâcheuses méprises, et c'est là ce qui explique les malheureux accidents dont chaque jour nous avons des exemples.

Les symptômes de l'empoisonnement par les champignons ne se manifestent ordinairement que plusieurs heures après le repas ; malaise général, nausées, efforts de vomissement, coliques, déjections alvines, tels sont les phénomènes qui se succèdent, en même temps qu'ils s'aggravent et se compliquent. Le ventre est dur et gonflé, la physionomie est altérée. La soif et les douleurs sont vives. Le pouls est petit et irrégulier, tantôt il y a de l'agitation et des mouvements convulsifs, tantôt, au contraire, un état véritable de stupeur et d'accablement dont le malade ne sort que pour se livrer à de véritables efforts de vomissement.

Rien, du reste, n'est plus varié que les nombreuses formes sous lesquelles peut se présenter l'empoisonnement ; ces différences s'expliquent par la nature des champignons, par leur quantité, par l'âge et le tempérament des malades.

Faire vomir les malades, voilà la partie essentielle du traitement. Lorsqu'on aura l'assurance qu'il ne reste aucune trace de matière vénéneuse dans l'estomac, on pourra donner pour boisson de l'eau vinaigrée ou légèrement salée.

EMPOISONNEMENT PAR LA PETITE CIGUE.

La petite *Ciguë* est très commune dans les lieux cultivés ; on la trouve souvent dans les jardins potagers mêlée au cerfeuil et au persil ; c'est surtout avec cette dernière plante qu'elle peut être confondue, bien qu'elle se distingue facilement à la couleur vert noirâtre et à l'odeur désagréable de ses feuilles, à sa tige unie dont la partie inférieure offre une teinte violette très prononcée ; enfin à un groupe de quatre ou cinq petites folioles allongées et pendantes d'un seul côté qu'on remarque à la base de chaque fleur.

La grande *Ciguë* est remarquable par ses taches d'une couleur pourpre foncé, par sa tige cylindrique à stries longitudinales, par sa hauteur qui varie entre un et deux mètres, aussi est-elle loin de donner lieu à la même confusion : elle engendre les mêmes accidents.

Ces accidents consistent d'abord en une sorte d'ivresse, en un état d'assoupissement plus ou moins complet. Bientôt il se manifeste une chaleur âcre du côté de l'estomac ; des convulsions surviennent : le malade se tord de mille manières, ses yeux sont tour à tour fixes ou roulants dans leur orbite, sa respiration devient difficile, sa sensibilité s'émousse jusqu'au moment où il s'éteint pour toujours.

Il arrive souvent dans ce genre d'empoisonnement que les moyens ordinaires restent impuissants pour produire le vomissement, il devient alors nécessaire d'administrer un vomitif ; on pourra donner avec succès une potion contenant de 0,10 à 0,15 centigrammes de tartre stibié et 30 à 40 grammes de sulfate de soude. La congestion cérébrale qui survient constamment réclame la saignée et des soins très actifs.

<hr>

EMPOISONNEMENT PAR LA BELLADONE ET LE TABAC.

Un traitement analogue sera applicable à l'empoisonnement par la belladone et le tabac.

La *Belladone* est une plante que l'on trouve souvent à l'entrée de nos villages, le long des vieux murs et au milieu des décombres. Ses larges feuilles sont velues, elles ont une couleur vert foncé et exhalent une odeur fade et repoussante lorsqu'on les presse entre les doigts. Ses fruits ont le volume d'une cerise, ils en acquièrent la couleur à l'époque de leur maturité ; leur saveur est sucrée, aussi a-t-on vu des enfants et même des personnes âgées les manger et éprouver ensuite les graves accidents que nous venons de décrire. On a constamment remarqué que les convulsions étaient plus rares en même temps que la stupeur était plus profonde. Un caractère qu'il ne faut pas oublier, c'est la dilatation et l'immobilité des pupilles.

Si l'on en juge par les rares observations que l'on trouve éparses çà et là, principalement dans les recueils étrangers, l'intoxication par le *tabac* est un accident peu commun. En voici un cas dont nous avons été témoin : Par suite d'une déplorable erreur, qu'il n'est pas de notre sujet d'examiner ici, douze personnes, croyant prendre du café, avalèrent une infusion de poudre de café et de tabac ; quoique pris à petite dose, ce mélange, beaucoup plus fort en café qu'en tabac, n'en détermina pas moins des accidents sérieux.

Donnée à dose un peu élevée, cette substance produit des vomissements, des déjections sanguinolentes, des tremblements, le désordre des facultés intellectuelles, la somnolence et la mort.

EMPOISONNEMENT PAR L'OPIUM.

L'empoisonnement par l'opium et par ses nombreuses préparations a lieu dans les circonstances les plus variées. Ici c'est un malade qui prend à l'intérieur un médicament externe, là c'est une mère inexpérimentée qui, sur le conseil d'une personne plus inexpérimentée encore, donne à son jeune enfant un lavement préparé avec la décoction d'une tête de pavot ; tel croit devoir dépasser la dose qui lui a été prescrite d'un remède opiacé, de là une série de phénomènes morbides qui peuvent causer la mort.

Une constipation opiniâtre, un assoupissement plus ou moins profond avec léger délire, la contraction de la pupille, tels sont les traits caractéristiques de la maladie. Les yeux sont immobiles et languissants, les membres sont relâchés et comme paralysés. La respiration devient de plus en plus lente, et la chaleur de moins en moins marquée jusqu'au moment où le malade succombe.

Dans la plupart des cas il sera utile de provoquer des vomissements, on donnera ensuite, et à différentes reprises, une forte infusion de café. Les acides végétaux et l'eau vinaigrée ne conviennent qu'à partir du moment où la substance vénéneuse est entièrement rejetée au dehors; dans les conditions opposées ils ne peuvent qu'aggraver les accidents.

EMPOISONNEMENT PAR LE SEL D'OSEILLE.

Cette substance, que l'on désigne en chimie sous le nom de bioxalate de potasse, produit immédiatement après son ingestion une douleur brûlante dans la gorge et dans l'estomac; vomissements opiniâtres, sueurs froides et visqueuses, petitesse du pouls, convulsions, telles sont les phénomènes auxquels le malade se trouve en proie et succombe très souvent.

Le traitement dont nous allons tracer les règles pourra être mis en usage dans tous les empoisonnements par les produits acides, tels que l'huile de vitriol et l'eau forte.

On s'empressera de faire avaler au malade de l'eau contenant une quantité de magnésie proportionnée à la quantité de poison qui aura été ingérée. A défaut de magnésie, on se servira avec succès d'une solution d'eau de savon. Le poison étant ainsi neutralisé, on se gardera bien de provoquer des vomissements dont le moindre

inconvénient serait d'aggraver les lésions plus
ou moins profondes des organes intérieurs, lésions qui réclament pour leur guérison des
moyens spéciaux et qui souvent amènent au bout
d'un temps plus ou moins long la mort du malade.

EMPOISONNEMENT PAR L'HUILE DE VITRIOL ET PAR L'EAU FORTE.

L'*huile de vitriol*, l'acide sulfurique, indé-
pendamment des phénomènes dont nous venons
de parler, produit, par suite de son introduction
dans les voies alimentaires, des taches noires ou
grisâtres qu'on découvre ordinairement dans
l'intérieur de la bouche, mais qui peuvent se re-
trouver au pourtour des lèvres et sur les doigts.
Les matières vomies déterminent sur le sol une
sorte de bouillonnement.

Cette double particularité se rencontre égale-
ment dans l'empoisonnement par l'*eau forte* ou
acide nitrique, avec cette différence que les
taches au lieu d'être noires ou grises présentent
une teinte jaune orangé qui presque toujours
occupe toute la surface de la langue et la cou-
ronne des dents.

Dans les accidents de ce genre, on a proposé comme antidote la magnésie calcinée et l'eau de savon, qui doivent être administrées tant que les premières vingt-quatre heures ne sont pas écoulées depuis l'ingestion de l'acide.

EMPOISONNEMENT PAR L'ARSENIC.

L'*Arsenic*, l'acide arsénieux des chimistes, à la dose de 5 à 10 centigrammes suffit pour donner la mort. Son ingestion ne cause d'abord qu'une saveur âpre dans l'arrière-bouche, mais au bout de quelques heures, elle est suivie de vomissements qui, variables sous le rapport de leur nature, sont toujours mêlés de sang tant est grande leur violence. Il en faut dire autant des selles qui exhalent une odeur des plus fétides. Le malade éprouve une sensation de brûlure dans la région de l'estomac, il est en proie à des coliques et à des douleurs atroces, les bras et les jambes sont le siége de crampes analogues à celles que l'on observe dans le choléra asiatique ; la peau est couverte de sueur, le pouls est petit et irrégulier, des défaillances surviennent presque à chaque instant, plus tard des convulsions viennent se joindre aux souffrances si vives et si déchirantes qui existent déjà, jusqu'à ce que la mort mette fin à cet horrible supplice.

L'acide arsénique, les arséniates de potasse et de soude et d'ammoniaque, l'oxyde noir d'arsenic (1), produisent presque toujours des effets non moins terribles.

On s'attachera d'abord à produire des vomissements nombreux et répétés ; on fera prendre en même temps du sesqui-oxyde de fer hydraté délayé dans de l'eau froide ou tiède à la dose de plusieurs onces. Lorsqu'on aura ainsi expulsé ou neutralisé le poison, on administrera à haute dose des boissons mucilagineuses et diurétiques, telles que l'infusion de bourrache et de pariétaire.

EMPOISONNEMENT PAR LE SUBLIMÉ CORROSIF.

L'empoisonnement par le sublimé corrosif (bichlorure de mercure) se révèle d'abord par une saveur âcre dans la bouche, puis par une chaleur brûlante et des douleurs déchirantes dans l'arrière-bouche, l'estomac et les intestins.

(1) **Mort** aux mouches.

Surviennent aussitôt des nausées, des vomissements et des selles. Les matières rejetées au
dehors sont mêlées de sang. Cependant la respiration se ralentit, le pouls se resserre, la peau
devient froide et se couvre de sueur ; la faiblesse
générale est de plus en plus grande, les syncopes
sont de plus en plus fréquentes. Des convulsions, une profonde insensibilité précèdent la
mort.

On arrêtera les progrès de l'empoisonnement
d'une manière certaine en faisant prendre une
grande quantité de blancs d'œufs délayés dans
de l'eau, et en excitant les vomissements.

Il restera ensuite à combattre les accidents
variés qui compliquent les empoisonnements.

EMPOISONNEMENT PAR L'EAU DE JAVELLE.

L'eau de Javelle, aussi nommée chlorure
d'oxyde de potassium, donne assez souvent lieu
à l'empoisonnement. Il ne faudrait pas administrer d'acide, parce que le chlore se trouvant mis
à nu asphyxierait infailliblement le malade. On
se bornera donc, comme dans l'empoisonnement par le sublimé, à faire prendre une grande

quantité de blancs d'œufs délayés dans de l'eau tiède et à exciter les vomissements.

EMPOISONNEMENT PAR LA CHAUX VIVE, LA POTASSE ET LA SOUDE.

La potasse, la soude, la chaux vive, à part des accidents analogues jusqu'à un certain point à ceux que nous venons de décrire dans l'empoisonnement par le sublimé corrosif, donnent naissance à une sensation particulière, à une saveur âcre, urineuse qui suffit à les caractériser.

On combattra leur action par le moyen d'eau vinaigrée donnée en grande quantité.

EMPOISONNEMENT PAR LES PRÉPARATIONS DE CUIVRE.

Cet empoisonnement est presque toujours produit par le vert-de-gris naturel (carbonate de cuivre vert), plus rarement par le vert de gris artificiel (acétate de cuivre); très souvent aussi, il est dû à l'usage d'aliments qu'on a préparés ou laissé refroidir dans des vases de cuivre malpropres ou non étamés.

Au bout d'un temps qui varie de douze à quinze heures, le malade est pris de douleurs et de crampes; bientôt surviennent des nausées et des vomissements, des tiraillements d'estomac et des coliques atroces; il s'y joint des évacuations alvines chargées de sang qui, par leur nombre et leur abondance, amènent un état d'épuisement extrême; la peau se couvre d'une sueur froide, le malade succombe en proie aux plus vives convulsions.

On s'attachera d'abord à neutraliser le poison en administrant à plusieurs reprises des blancs d'œufs délayés dans de l'eau tiède; on provoquera ensuite le vomissement. Ce dernier moyen est inutile quand le poison est introduit depuis longtemps.

EMPOISONNEMENT PAR LES PRÉPARATIONS DE PLOMB.

Cet empoisonnement s'observe presque exclusivement chez les personnes qui travaillent à la préparation des composés de plomb tels que la céruse, le minium, la litharge ou chez celles qui, comme les broyeurs en couleurs, les développe en outre pendant la respiration de l'homme et des animaux ; il se dégage pendant la fermentation du vin et des boissons alcooliques, on le rencontre dans la plupart des puits et dans certains souterrains. L'oxyde de carbone se retrouve dans le gaz de l'éclairage.

Lorsque ces gaz sont mêlés à l'air par une cause quelconque, il arrive un moment où ce fluide perd ses propriétés vivifiantes et en acquiert de funestes ; l'empoisonnement s'annonce par une grande pesanteur de tête, par des tintements d'oreilles, un trouble de la vue et un affaiblissement plus ou moins prononcé des autres sens. Les forces diminuent, la respiration devient difficile, les battements du cœur, d'abord accélérés, se ralentissent ; le malade est dans l'assoupissement. Les nausées, les vomissements ne se rencontrent guère que dans l'empoisonnement par le gaz de l'éclairage. Cependant la sensibilité s'émousse de plus en plus, elle disparaît, ainsi que le mouvement, et le malade succombe si de prompts secours ne lui sont donnés.

On commencera par exposer le malade tout nu au grand air, sans craindre le froid ; il sera couché sur le dos, la tête et la poitrine un peu plus élevées que le reste du corps pour faciliter la respiration. On projettera avec force à la surface du corps, et notamment au visage et à la poitrine, de l'eau tiède et même de l'eau froide, si la température n'est pas trop basse; on ne cessera ces affusions que lorsque la respiration commencera à se rétablir. Tels sont les conseils que donne M. Orfila dans son *Traité de Toxicologie ;* il recommande en outre de pratiquer des frictions avec un linge trempé dans un liquide spiritueux, tel que l'eau-de-vie camphrée, l'eau de Cologne, d'irriter la plante des pieds et la paume des mains, de faire passer rapidement sous le nez un flacon contenant de l'ammoniaque ou de l'eau de la reine de Hongrie. Si ces moyens échouent, il devient nécessaire d'avoir recours à la saignée et de mettre en usage une médication que le médecin peut seul diriger avec succès.

EMPOISONNEMENT PAR LE GAZ DES FOSSES D'AISANCE.

Les matières animales en putréfaction dans les fosses d'aisances donnent lieu, par la réaction chimique de leurs principes, à différents produits gazeux plus ou moins délétères : *l'azote, l'hydrogène sulfuré* et *l'hydrosulfate d'ammoniaque.*

Les symptômes qui caractérisent cet empoi-

sonnement sont : «une douleur excessive à l'estomac, aux articulations, des nausées, des défaillances, un resserrement au gosier, des cris
involontaires, quelquefois modulés, et, le plus
souvent, semblables à une sorte de mugissement;
la céphalalgie, le délire, le rire sardonique, des
contractions fixes, violentes, de peu de durée,
et qui sont remplacées par des mouvements convulsifs avec courbure du tronc en arrière. La
face est pâle, la pupille dilatée et immobile, la
bouche remplie d'une écume blanche ou san-
glante, la respiration laborieuse, convulsive.
L'haleine exhale une odeur fétide qui se rap-
proche de celle des œufs pourris, les mouvements du cœur sont désordonnés, un froid gla-
cial est répandu sur toutes les parties du corps.»

L'action délétère de ces gaz est telle, que la
mort peut arriver tout-à-coup, au moment où
l'ouvrier pénètre dans la fosse.

Nous n'avons à nous occuper maintenant que
des moyens auxquels il convient le mieux d'a-
voir recours. Dans le cas d'empoisonnement par
l'hydrogène sulfuré et l'hydrosulfate d'ammoniaque, la première chose à faire est l'inspiration
du chlore. On prendra une éponge, on l'imbi-
bera d'une dissolution étendue de chlore, de
chlorure de soude ou de chlorure de chaux, on
placera cette éponge sous le nez et devant la
bouche du malade, en ayant soin de ne pas trop

multiplier les inspirations dans la crainte de porter une excitation trop vive sur les organes respiratoires.

La théorie de l'action du chlore est fort simple : ce gaz a une grande tendance à se combiner avec l'hydrogène ; il s'empare de celui que renferme l'acide hydrosulfurique, forme de l'acide hydrochlorique qui se combine à l'ammoniaque, et constitue de l'hydrochlorate d'ammoniaque, dont l'action sur l'économie est loin d'être aussi délétère que celle du gaz décomposé.

Quant à l'asphyxie par l'azote, on la combattra victorieusement en exposant le malade à l'air, en lui aspergeant la figure avec de l'eau vinaigrée froide, etc.

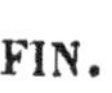

FIN.

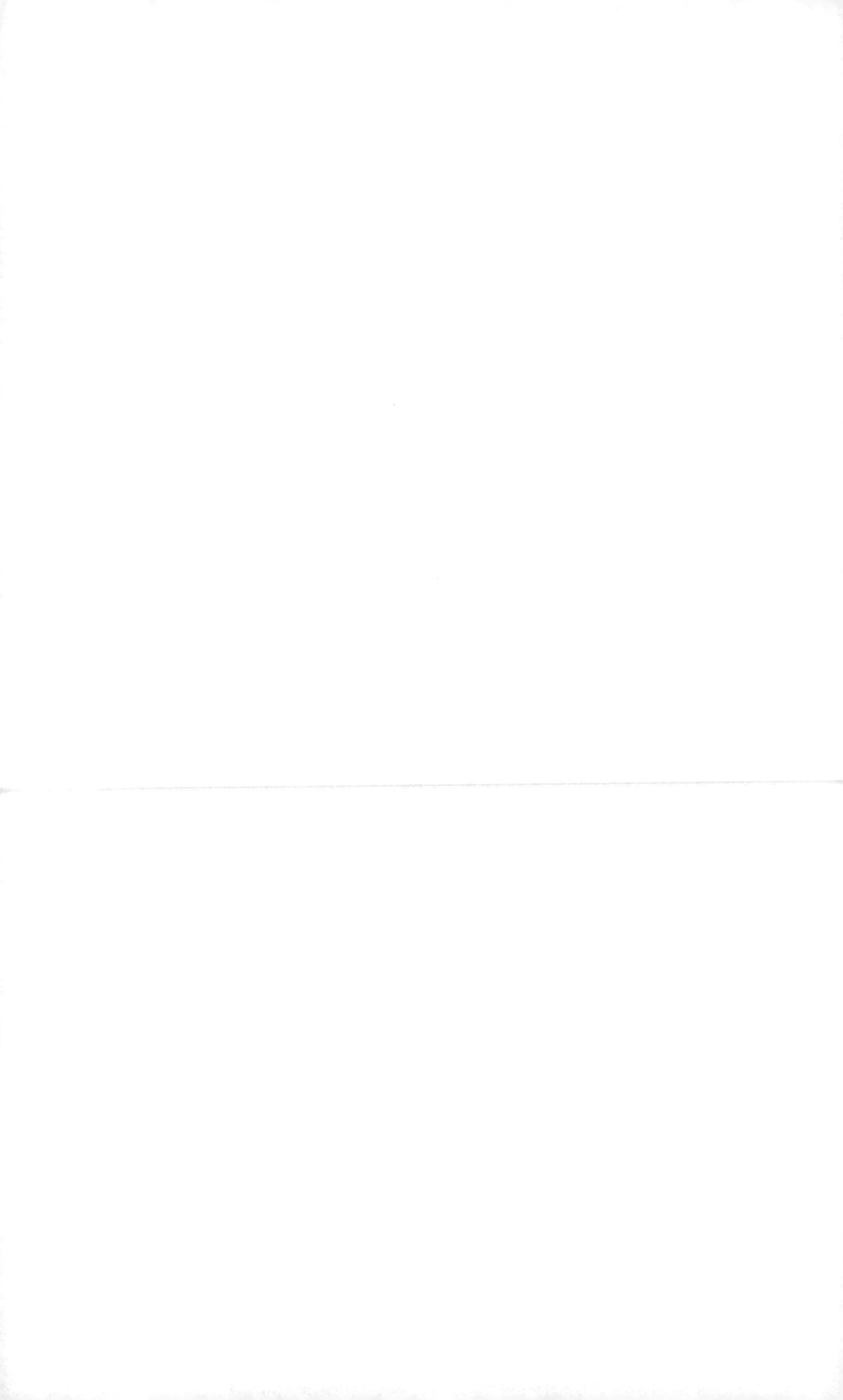

9 782329 434315